COVID-19 に対する喉摘者のためのガイドブック（Google 自動翻訳使用）

THE LARYNGECTOMEE GUIDE
FOR COVID -19 PANDEMIC

新型コロナウィルス感染（COVID-19）のパンデミック（大流行）に対する
喉摘者のためのガイドブック

Itzhak Brook, M.D., M.Sc.

イツァック・ブルック博士

目次

献辞

このガイドは、勇気と忍耐力のために、仲間の喉摘者とその介護者に捧げられています。

免責事項

ブルック博士は耳鼻咽喉科および頭頸部外科の専門家ではありません。 このガイドは、医療専門家による医療に代わるものではありません。

はじめに

コロナ（COVID-19）のパンデミックは、喉摘者患者とその医療提供者に多くの医学的、社会的、精神的な課題をもたらします。 COVID -19 の喉頭摘出ガイドは、COVID -19 のパンデミックに対処する方法を喉頭摘出者と気管孔呼吸者に提供します。感染を防止し、うつ病、社会的孤立、線維症、リンパ浮腫、粘液の問題、およびボイスプロステーシスの漏れに対処する方法についての情報が含まれています。食道拡張、入院に対処し、健康を維持し、よく食べる方法を提案します。

喉摘者のケアに関する追加情報は、「喉摘者のためのガイドブック」、「喉摘者のためのガイドブック拡張版」にあります（両方とも、無料の電子ブック、ペーパーバック、Amazon を通じて Kindle として入手できます。xxx ページを参照してください）。同様の情報は、私のウェブサイト「My Voice」(https://dribrook.blogspot.com/) でも入手できます。ガイド（ブック）とウェブサイトには、放射線と化学療法の副作用に関する情報が含まれています。喉摘者後の発声方法;気道、ストーマ、熱および湿気交換フィルター、およびボイスプロステーシスの手入れ方法。さらに、彼らは摂食と嚥下の問題、医学的、歯科的、精神的な懸念に対処し、呼吸と麻酔、入院、喉摘者としての旅行。

「COVID-19 感染に対する喉頭摘出者のためのガイドブック」に記載されている情報とアドバイスは、2020 年 6 月 1 日にガイドを作成した時点で入手可能な推奨事項と知識に基づいています。COCID-19 の予防と管理に関する情報と知識は増加しています。そして常に進化しています。 COVID-19 の予防と治療に関する推奨事項は変更される可能性があるため、地域の保健局と疾病予防管理センター（Center of Disease Control, CDC）の最新情報を読み、医療専門家に相談することが重要です。

このガイドは専門的な医療に代わるものではありませんが、喉摘者とその介護者が生活を管理し、COVID-19 パンデミックの課題に対処するのに役立ちます。

第1章： COVID19 からネックブリーザー（気管孔呼吸者）（喉摘者を含む）とがん患者を予防および保護する

_____

気管孔呼吸者でのコロナウイルス感染の予防（含む喉摘者）

ほとんどの人は喉摘者後の「風邪」が少なくなります。これは、呼吸器ウイルスが一般に最初に鼻に感染してから他の身体部位（肺を含む）に広がるためと考えられています。喉摘者は鼻を介して吸入しないため、この伝染様式はまれです。

ただし、すべての呼吸器ウイルス（COVID-19 を含む）は、吸い込まれたり、汚染された物体や手によって持ち込まれた後、鼻、口、結膜、および（気管孔呼吸者の）ストーマから身体にアクセスすることもできます。したがって、喉摘者が自分自身を保護することに特に警戒していることは賢明です。

喉摘者は、他の医学的併存症（例、慢性肺疾患、末梢血管疾患、心臓病、脳血管疾患、糖尿病、根底にある癌の病歴）と CODID-19 による転帰不良のリスクがある可能性があります。上気道の抵抗力が失われるため、小葉が崩壊します（無気肺）。さらに、多くの喉摘者患者には喫煙歴があるため、粘液線毛機能の障害と冷たい乾燥した吸気からの粘膜刺激により急性感染症になりやすい傾向があります。

COCID-19 の予防と管理に関する情報と知識は増え続け、常に進化しています。 COVID-19 の予防と治療に関する推奨事項は変更される可能性があるため、地域の保健局と疾病管理予防センター（CDC）の更新に従い、医療専門家に相談することが重要です。

喉摘者と密接に接触している人が COVID-19 に曝露または感染している場合、彼/彼女は自分自身を検疫し、気管孔呼吸者との接触を避ける必要があります。 喉頭摘出者が COVID-19 から自分自身とコミュニティの他の人々を守ることが重要です。 ストーマからのエアロゾル化リスクが高まるため、「スーパースプレッダー、超感染拡大者」になる可能性があるため、喉頭全摘出術患者は常に公共の場でストーマを覆う必要があります。 地域社会におけるウイルス粒子のエアロゾル化および吸入からの最良の保護は、細菌および/またはウイルスのフィルターを含む HME でストーマを覆うことです。 多くの患者は喉摘者チューブを使用することを好みますが、このパンデミックの間、ベースプレートでストーマに取り付けられた HME は、すべての空気を HME に通すシールを可能にし、エアロゾル化

をさらに最小限に抑えます。

患者が HME ベースプレートで良好なシールを得ることができない場合、HME フィルターを受け入れる喉摘者チューブを使用できます（オプション）。

喉摘者は、次の手順を実行することにより、自分自身と他の人を保護できます。

＊特に他の人の周りにいる場合は、人工鼻（HME）を年中無休で着用してください。 優れたフィルタリング機能を備えた HME は、ウイルス（Provox MicronTM 登録商標 Trade Mark？など）を吸入するリスクを軽減するのに役立ちます。 （写真 1）Provox Micron は、静電フィルターと 99.9％を超える濾過率を備えており、そのカバーにより、話すときにストーマに直接指が触れないようになっています。着用すると、喉摘者が感染したときに他の個人も保護されます。 それは使用の最初の 24 時間の間に最大の効力をします。 Provox HME カセットアダプターは、15 mm ISO コネクタ付きの気管切開チューブににつけて Provox HME カセットを使用できるようにします。 気管切開術を受けた人は、ProTrach XtraCare HME を使用して身を守ることができます。

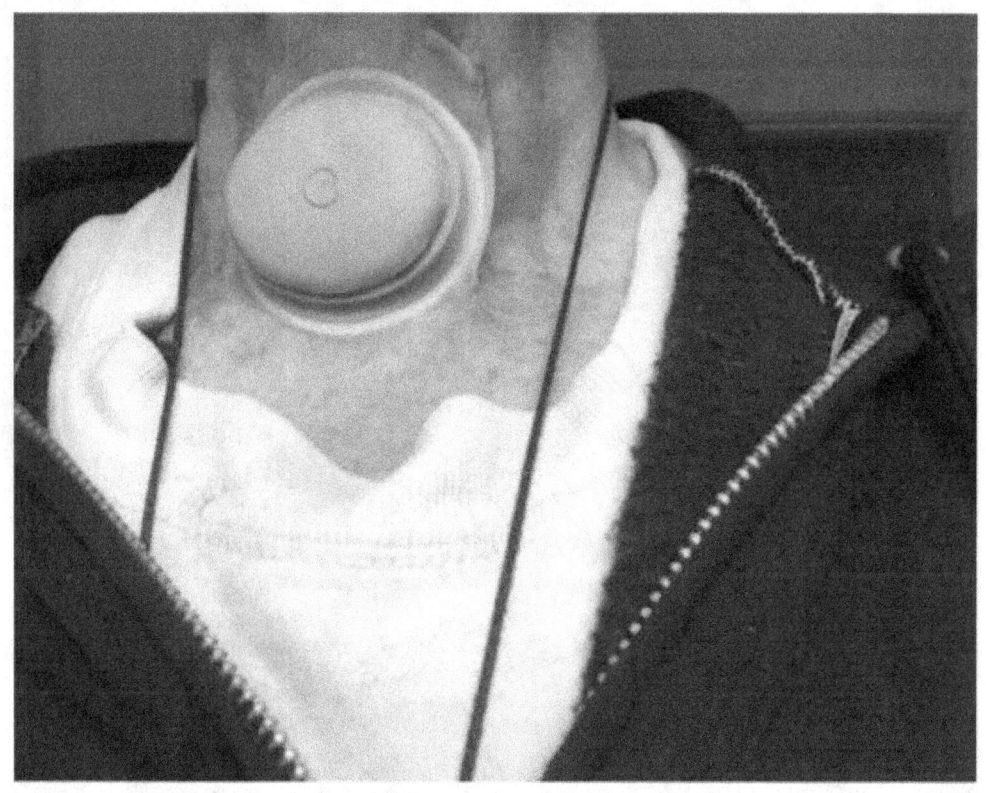

Picture 1: Provox micron

★食道発声をしている人は、ハンズフリーHME を着用します（話すときに触る必要がないため）。通常の HME を使用する人は、HME に触れる前に手を洗う必要がありま

す。

＊トーマの上にサージカルマスク（写真2、3）、綿100％タートルネック、またはスカーフを着用します。 マスクの上部の紐を首に巻き、追加の延長紐を使用して、2つの下部のマスク紐を腕の下と背中の後ろに接続します。 （写真4-6）

＊鼻と口に追加のサージカルマスクまたはマスクを着用し、保護メガネまたは顔面シールドを着用します（図2、3）。 これにより、ウイルスがこれらのサイトから体内に侵入したり、感染したときに他の人に拡散したりするのを防ぐことができます。 男性は、サージカルマスクまたはマスクを着用する前に、顔の毛を剃る必要があります。 適切に着用した場合、サージカルマスクは、微生物（ウイルスやバクテリア）を含む可能性のある大きな粒子の液滴、飛沫、スプレー、またはスプラッターをブロックするのに役立ちます。 （写真7）サージカルマスクは、飛沫や大きな粒子の飛沫をブロックするのに効果的ですが、咳やくしゃみによって伝わる可能性のある空気中の非常に小さな粒子をろ過したりブロックしたりしません。 ストーマと顔にマスクを着用することは、喉摘者が汚れた手でこれらの場所に触れることを防ぐのにも役立ちます。

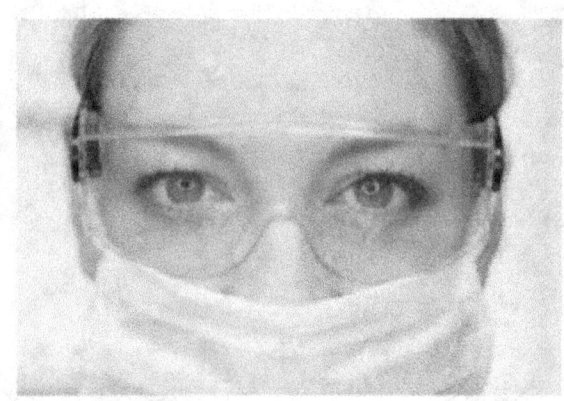

Picture 2: Wearing surgical mask over the nose and mouth, and protective glasses

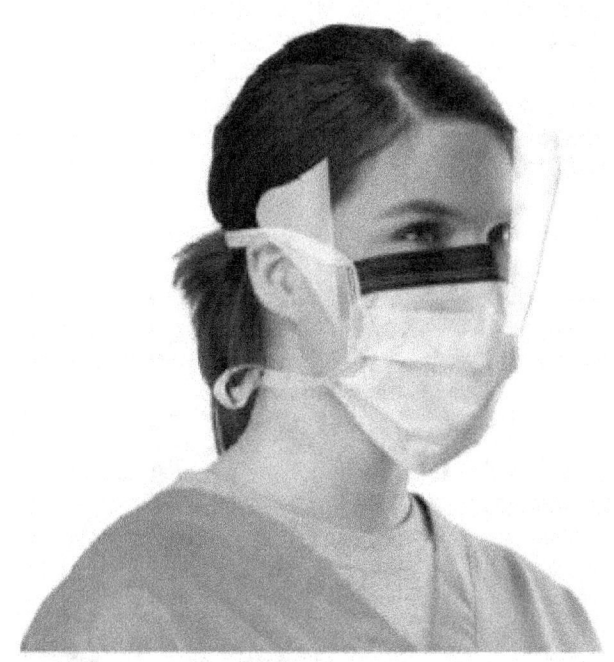

Picture 3: Wearing face shield and surgical mask

＊鹸と水で少なくとも 20 秒間頻繁に手を洗う。 石鹸と水が利用できない場合は、少なくとも 60％のアルコールを含むアルコールベースの手指消毒剤を使用してください。 これは、食道発声法で、ストーマを管理する前、HME に触れる前に特に重要です。

＊洗っていない手でストーマ、HME、目、鼻、口に触れないようにします。便利なルーチンは、利き手ではない手でストーマに触れ、利き手で他の操作（ドアのハンドルに触れるなど）を行うことです。

＊病人との密接な接触を避け、公共の場所や混雑した場所を避けます。

頻繁に触れる物体や表面の洗浄と消毒。

気管孔呼吸者と密接に接触している人は、無症候性の保菌者になったり、COVID-19 に感染したりすると、ウイルスに曝される可能性があります。 これらの個人および気管孔呼吸者は、注意深く手指の衛生状態を観察し、互いに接触しているときはいつでもサージカルマスク、手袋、アイシールド、およびその他の保護具を着用する必要があります。

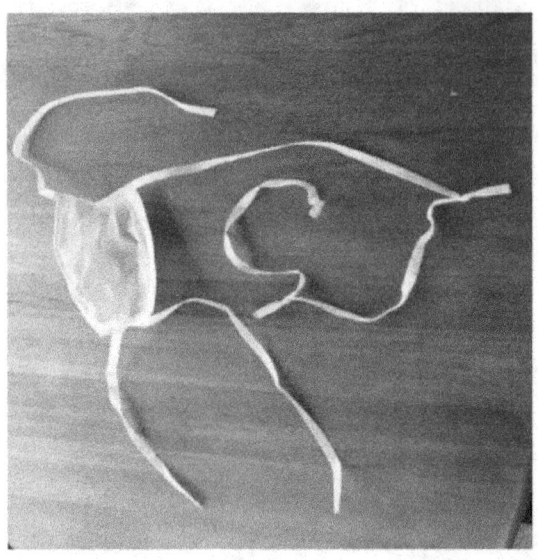

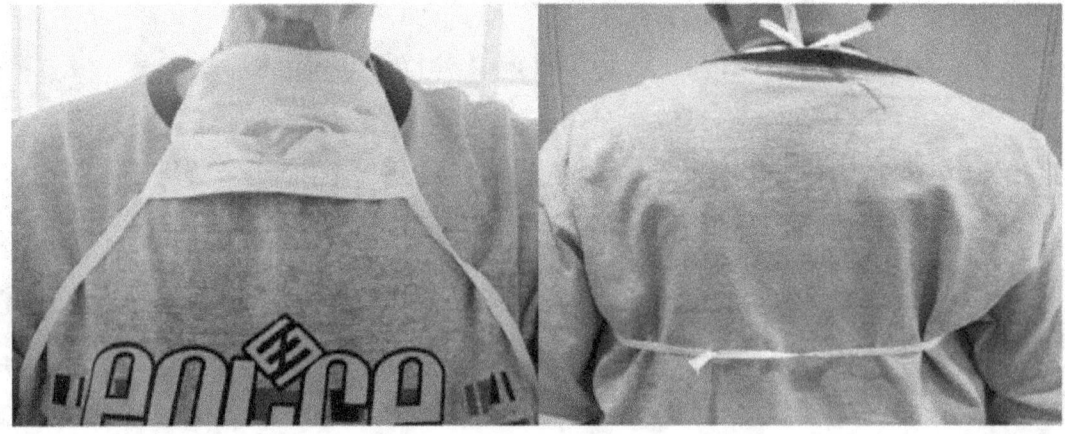

Pictures 4-6: Wearing a modified face mask over the stoma

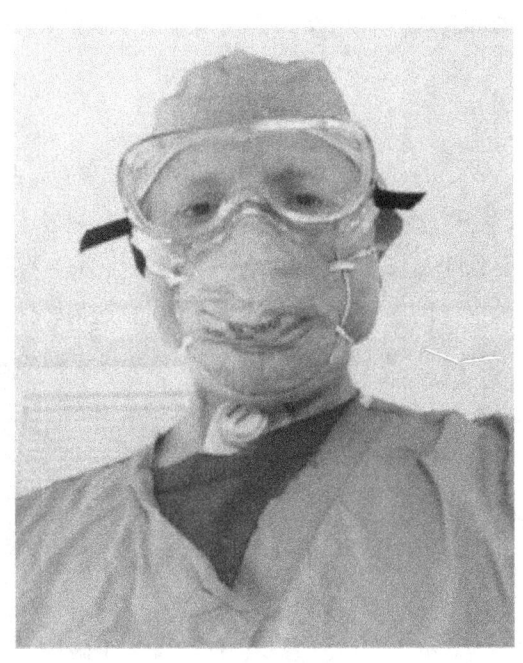

Picture 7: Protection using Provox Micron, N95 face mask and protective glasses.

フェイスマスク、N95 保護マスク（レスピレーターマスク）、気管孔呼吸者用のソフトフェイスカバーに関する情報

喉摘者を含む気管孔呼吸者は、ストーマ（HME を使用している場合でも）と鼻と口を 2 つのサージカルマスクまたはレスピレーター（ストーマのみ）で覆いこれらを利用できない場合、柔らかいカバー（布）で覆うことが推奨されます。

適切に着用した場合、サージカルマスクは、細菌（ウイルスやバクテリア）を含む可能性のある大きな粒子の液滴、飛沫、スプレー、またはスプラッターをブロックするのに役立ちます。外科用マスクは、着用者の呼吸器分泌物が他の人にさらされるのを減らすのにも役立ちます。

サージカルマスクは、飛沫や大きな粒子の飛沫をブロックするのに効果的かもしれませんが、咳やくしゃみによって伝わる可能性のある空気中の非常に小さな粒子をろ過したりブロックしたりしません。N95 マスクと顔面シールドを使用しても、COVID-19 の感染を防ぐのに 100%効果的ではない場合があることに注意することが重要です。スミスら、およびロングらによると最近の 2 つのメタ分析（研究の統合と研究の評価の実施）によるとイン

フルエンザの予防における標準的な外科用マスクに対する N95 マスクの優位性を実証でき
ませんでした。

N95 レスピレーターマスク（「N」は油性物質に対して効果がないことを意味し、「95」は油
を含まない空中浮遊粒子の 95%がろ過されることを意味し、「レスピレーター」は危険な粒
子の吸入から保護する装置を意味します） SARS-CoV-2 ウイルス粒子を運ぶ液滴に物理的
バリアと静電的バリアの両方を提供します。 （写真8）0.3 ミクロンより大きい粒子の除去
に 95%の効果があります。ウイルス粒子自体は 0.2 ミクロン未満ですが、水、粘液、唾液
のはるかに大きな液滴によって運ばれます。レスピレーターの細孔のサイズは約 1 ミクロ
ンであるため、ろ過の静電成分は保護を提供する上で非常に重要です。

N95 マスクの外側の層は、湿気が入らないように流体耐性のある素材で作られ、内側の層
は合成繊維で作られています。石鹸と水で洗うと、効率の多くが失われます。 UV 光と
H2O2 過酸化水素蒸気、および温かく湿った熱は、ウイルスを破壊し、合成繊維を損傷しま
せん。効率を損なうことなく再利用できる場合があります。

レスピレーターマスクを再利用する場合は、マスクの表面に触れずにマスクを取り外さな
いように細心の注意を払う必要があります。 慎重な装着が必要です。 マスクテストは、そ
の表面にサッカリンをスプレーすることによって行われます。 サッカリンを吸い込んで味
わうことができる場合、マスクは基準を満たしていません。 誰かの息で玉ねぎ、にんにく、
アルコールの匂いがなら、彼/彼女は 6 フィート（1.8 メーター）の距離であろうとなかろ
うと近すぎます。

現在の証拠によると、COVID-19 は、ドアノブ、エレベーターボタン、テーブルトップ、銀
器、グラスなどの固い表面（3～4 日間生き残る）よりも、布のマスクや布などの柔らかい
表面（最大 24 時間存続）を介して伝送する方が難しいとされています。 ただし、温度が
ウイルスを破壊するのに十分高いため、COVID-19 を持つ人の布製のマスクは、家族の他
の人の布と一緒に熱湯で洗濯できます。

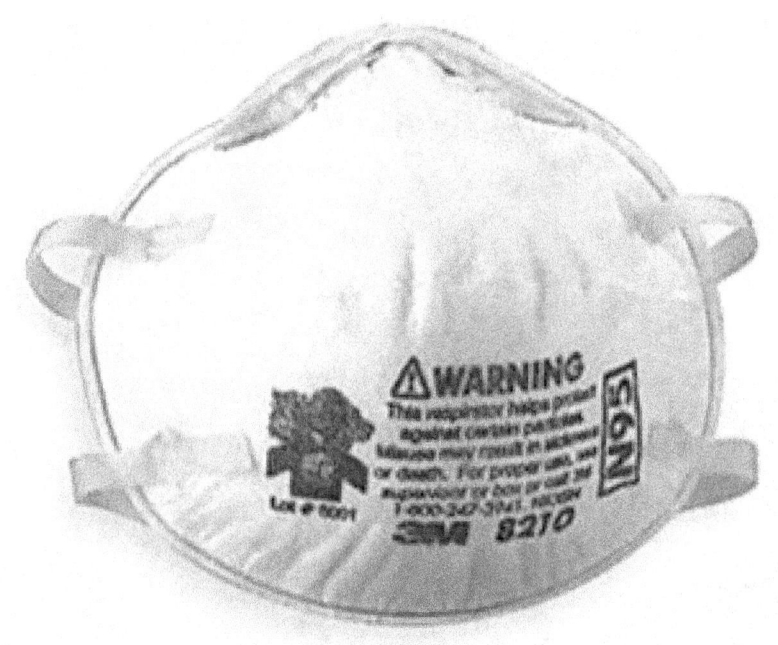

Picture 8: N95 respirator

ひげまたは顔の毛は、COVID-19 に対するフェイスマスクの有効性を妨げます

CDC は、他のソーシャルディスタンス（社会的距離）の尺度を維持するのが困難な公共の場所（食料品店、薬局など）で、特にコミュニティベースの感染が著しい地域では、顔を覆うもの（サージカルマスク、マスクなど）を着用することを推奨しています。気管孔呼吸者（喉摘者と気管切開の人）はストーマを通して呼吸するため、ストーマを改造マスクまたは HME で覆うことに加えて、フェイスマスクを着用することをお勧めします。

フェイスマスクのシールを確実にすることは、呼吸保護の実践の重要な部分です。ひげ、もみあげ、いくつかの口ひげなど、レスピレーターまたはフェイスマスクのシーリングエリアに沿ってある顔の毛、最大限の保護を実現するためにタイトなフェイスピースシールに依存しているレスピレーターと干渉します。 （写真 9）空気中のガス、蒸気、およびウイルス粒子は、最も抵抗の少ない経路をたどり、危険物を捕獲またはろ過するマスクの部分を迂回します。これにより、COVID19 ウイルスが気道にアクセスできるようになります。

したがって、マスクを着用する前に、ネックブリーザーを含むすべての個人が顔の毛を取り除くことをお勧めします。 顔のしびれのために根治的頸部郭清術を受けた人にとって、シ

ェービングは難しいかもしれません。 電気シェーバーを使用すると、皮膚を傷つけること
なく、毛を安全に取り除くことができます。

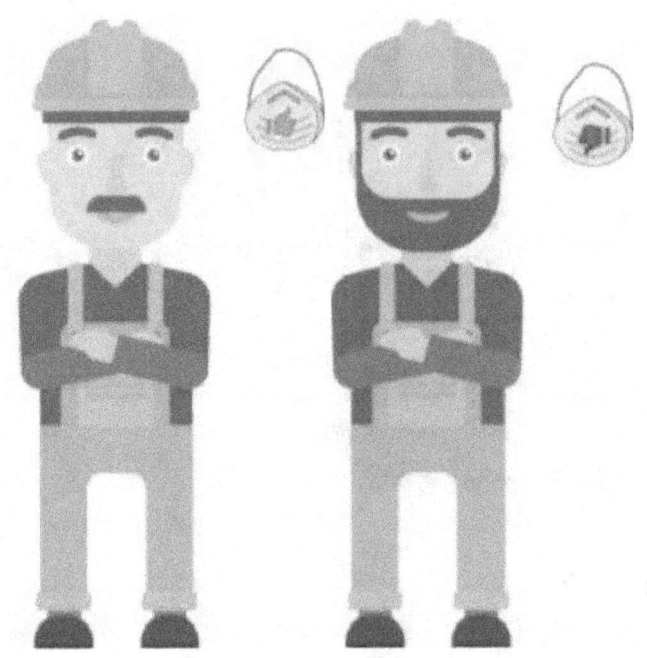

Picture 9: Facial hair and a surgical mask

免疫不全患者を COVID-19 から保護する

高齢者、心臓や肺の疾患や糖尿病などの重篤な基礎疾患を持つ人々、および免疫不全の個人
は、COVID-19 疾患による深刻な合併症を発症するリスクが高いようです。リスク要因の
数が多いほど、リスクが高くなります。

免疫系が弱っている人の例には、特定の免疫抑制薬を服用している HIV／AIDS、がん、移
植患者の人、および免疫系に影響を与える遺伝性疾患の人が含まれます。

頭頸部を含むがんに罹患している個人で次の条件がある場合に重篤で生命を脅かす
COVID -19 感染に苦しむリスクが高い：

＊55 歳以上

＊既存の肺疾患

＊慢性腎臓病または腎臓病

＊高血圧症および/または心血管疾患

＊糖尿病

＊含まれる免疫抑制：慢性のプレドニゾンの処置（＞20 mg／day）、生物製剤、移植、化学療法、HIV。重度の疾患を発症するリスクは、免疫抑制の程度によって異なります。

これらの人々およびそれらと密接に接触している人々は、CDC および地方自治体の指示に従うことに特に用心する必要があります。彼らは家にいて、接触を避けることによって彼ら自身を隔離することをお勧めします。　https://www.cdc.gov/coronavirus/2019-ncov/index.html
相談（ガイダンス）のためあるいは病気になったときは医師に連絡することをお勧めします。

頭頸部がん患者としての COVID-19 パンデミックへの対処

グローバルな COVID-19 のパンデミックは、頭頸部がんの治療を受けている人、その世話人、およびがん生存者にとって特にストレスになります。

COVID-19 感染症の患者数が増加しているため、多くの医療システムでは、COVID-19 以外の患者に適切なケアを提供する一方で、患者および医療関係者への感染のリスクを低減する戦略を採用しています。追加の考慮事項には、手術室と入院ベッドの数が限定されていること、安全で衛生的な状態を提供するために必要な個人用保護具の不足があげられます。

以下は、Head and Neck Cancer Alliance（変更済み）によって準備された近い将来のいくつかの変更の概要です。

積極的な治療（特に化学療法）を受けている人は、感染するリスクが高くなります。彼らと彼らと密接に接触している人々は CDC と地方政府の指示に従うことが非常に重要です：

*手首を含め、20 秒間頻繁に石鹸と水で手を洗う。

*手を洗うことができない場合は、手の消毒剤を使用して、20 秒間こすります。

*テーブルトップ、ドアノブ、電話などの共通に使用される表面の消毒。

*抱き合ったり握ったりするなど、他の人との直接の接触を避け、他の人から少なくとも 6 フィート離す。

*6 人以上の大規模なグループに参加すること、特に閉鎖されたスペースにいることは避けてください。

*カップや調理器具を他の人と共有しないようにします。

*咳やくしゃみの最中に口やストーマを覆う。

*ウイルスにさらされる危険がある場合は、フェイスマスクと保護メガネを着用します。

＊既知の COVID-19 感染者または咳や発熱を伴う個人との接触を避ける。

＊空の旅やその他の公共交通機関の使用を避けます。

＊気分が悪くなった場合（咳、発熱、筋肉痛、またはその他の症状が発生した場合）、または COVID-19 感染が既知または疑われる人と接触した場合は、直ちに医師に通知する。ウイルスの評価とテストが必要になる可能性があります。

治療を終えた患者は、定期的に癌の再発を監視し、治療の副作用に対処することをされています。現在の危機では、これらの訪問は緊急ではなく、生存者と医師の両方に COVID-19 への曝露のリスクを高める可能性があります。その結果、多くの病院では、感染のリスクを最小限に抑え、供給が限られている可能性のあるヘルスケアリソースを節約するために、緊急ではない手術、定期的な経過観察、画像検査（CT や PET／CT スキャンなど）を延期しています。ただし、がんの新しい兆候や症状に関して患者が経験した場合（たとえば、口や喉の痛みの悪化、声の変化や嚥下、2 週間で治癒しなかった口の中の斑点、原因不明の耳の痛み、新しいしこり首）彼らはまだ見られる必要があるかもしれないので彼/彼女は彼らの医者に知らせるべきです。

家庭でのソーシャルディスタンス、隔離、および隔離は、COVID-19 の発生率を減らすのに効果的ですが、他の原因による健康リスクを高めます。高齢者の社会的孤立は、心血管、自己免疫、神経認知、およびメンタルヘルスの問題のリスクの増加と関連しています。したがって、パンデミックの最中に個人が自分の医学的問題を無視しないことが重要です。

一部の機関は、患者と医療スタッフの両方の被曝を減らすために、ビデオ会議通話を介して医療提供者とのバーチャルクリニック訪問（テレメディシン、遠隔医療）インタラクションを提供しています。仮想訪問と遠隔医療は対面式の相互作用に完全に取って代わることは決してありませんが、危機的状況では、患者と医師関係を維持するための効果的な手段を提供できます。彼らは病気固有の症状や懸念についての指示された会話に従事し、ケアの将来の計画を議論することができます。バーチャル訪問は、診療所や病院での個々の患者への曝露を減らし、免疫システムが低下している他のガン患者や医療提供者やスタッフへのリスクを最小限に抑えるため、頭頸部がんの生存者にとって非常に重要です。生存者と介護者は、これらが出会いは、がん監視への健全なアプローチであり、プロバイダーは、面会を必要とする可能性のある患者を特定することができます。

その他の一般的な考慮事項：

* 家族/愛する人および医療チームとの緊密なコミュニケーションの維持

* 食品、処方箋、クリーニング用品、その他の必需品を保存しやすい十分な量（少なくとも2週間の量）を用意する。

* 処方薬と必要な物資（例えば、経管栄養、気管切開用品、個人用保護具）への適切なアクセスを確保するために医師に連絡する

気管孔呼吸者（喉摘者および気管切開術を受けた患者）は、気道への曝露が増えるため、COVID-19に感染するリスクが高くなります。これらの個人は、特別な注意事項を遵守する必要があります（上記を参照）。

喉摘者における COVID-19 検査

COVID-19には、ウイルス検査と抗体検査の2種類の検査があります。

* ウイルス検査は、誰かが現在感染しているかどうかを示します。それは、スワブで鼻咽頭標本（例えば、鼻、中咽頭）を収集することによって得られます。気管孔呼吸者は、2つの場所でテストする必要があります。鼻咽頭標本とストーマ標本を収集します。

* 抗体検査は、血液サンプルを採取することによって行われます。人が以前に感染していたかどうかを示します。

ウイルス検査が陽性であり、病気であるか誰かの世話をしている人は、保護措置を講じる必要があります。

ウイルス検査結果が陰性の場合は、検査した人が検査時にCOVID-19を持っていなかったことを意味します。ウイルス検査でCOVID-19が陽性または陰性の場合でも、検査を受けた人は、自分自身や他の人を保護するための予防策を講じる必要があります。

抗体検査では、感染してから1～3週間かかり、抗体ができるため、現在の感染症があるかどうかを確認できない場合があります。現在、ウイルスに対する抗体を持っていることで、誰かが再びウイルスに感染するのを防ぐことができるかどうか、またはその保護がどのくらい続くかはわかりません。

CDC には誰を検査すべきかについてのガイダンスがありますが、検査に関する決定は州および地方の保健部門または医療提供者によって行われます。

詳しくは https://www.cdc.gov/coronavirus/2019-ncov/symptoms-testing/testing.html および https://www.cdc.gov/coronavirus/2019-nCoV/lab/index.html をご覧ください

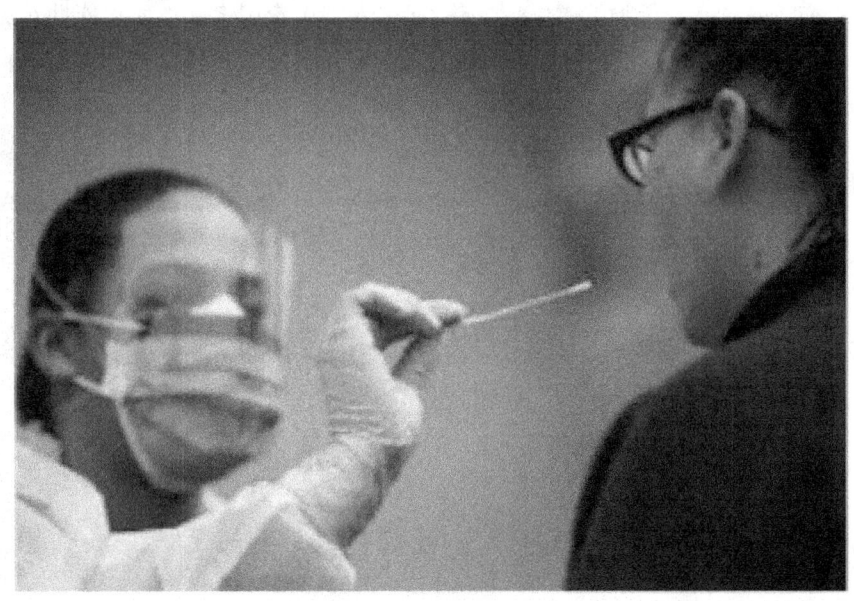

Picture 10: Obtaining a swab specimen

第 2 章：COVID-19 パンデミックによって引き起こされる頭頸部患者（喉摘者を含む）の精神的および社会的問題

COVID-19 パンデミックによって引き起こされる頭頸部患者（喉摘者を含む）のメンタルヘルス問題

現在の COVID-19 の発生は、社会レベルでのうつ病、恐怖、不安、ストレスに拍車をかけています。この隔離期間中の自殺による死亡の増加も認められた。個人レベルでは、不安や精神病のような症状を悪化させるだけでなく、非特定の精神的な問題（例、気分の問題、睡眠の問題、恐怖症のような行動、パニックのような症状）を引き起こす可能性があります。頭頸部がん患者（HNCP）は、これらの精神的問題やウイルス感染に対してより脆弱です。喉摘者は、社会的孤立と孤独感を感じることがあります。

これらをひきおこしているのは、医療および診断ケア、処方薬、医薬品の入手の困難さ、そして経済状況です。

強迫性障害（OCD）や心的外傷後ストレス障害（PTSD）、不安や抑うつ障害、妄想症などのメンタルヘルスの問題がある HNCP では、症状が悪化することがあります。

HNCP は予防的であり、精神的脆弱性の一部を以下により軽減することができます。

＊メンタルヘルスの専門家（精神科医など）に連絡してサポートを求める心理学者、ソーシャルワーカー）

＊医療およびその他の物資を自宅に届ける

*読書、映画鑑賞、散歩、運動、新しいスキルの習得などの健康的な気晴らしに従事

＊ルーチンの開発

＊信頼できる情報源から情報を入手する

*1 日の特定の時間へのメディアの露出を抑制する

＊不安とは何か、自分の考えや会話に現実とは何かを認識する

＊ガイドラインに従う（つまり、規定の手洗い方法を使用し、顔に触れないようにし、抱き合ったり握ったりすることを避け、家にいて、医療上の問題が発生したときに医療提供者に連絡する）

＊インターネット、ソーシャルメディア、ビデオ通話、電話を通じて家族や友人とつながる

これらのガイドラインに従うことで、コロナウイルスのパンデミックを乗り切る HNCP を支援できます。

うつ病への対処

COVID-19 の大流行の結果、多くの人が落ち込んでいると感じています。社会的孤立、感染することへの恐怖、および医療や歯科治療を受けることの困難さがこの感情の原因です。喉摘者は、コミュニケーションが困難で、ハンディキャップや制限に対処するために日々苦労しているため、落ち込んでいる傾向があります。しかし、うつ病を認めることに関連する社会的不名誉は、手を差し伸べて治療を求めることを困難にします。

うつ病の兆候のいくつかは次のとおりです。

＊無力感と絶望感、または人生には意味がない

＊家族や友人と一緒にいることに関心がない　コミュニケーションができない

＊注意を払う難しさ

＊以前楽しんでいた趣味や活動に関心がない

＊食欲不振、または食物への関心がない

＊長時間、または毎日何度も泣く

＊睡眠障害、睡眠不足または睡眠不足

＊エネルギーレベルと無関心の変化

＊高揚感から絶望感に満ちた幅広いムードスイング

＊孤立感

＊性的欲求の変化

＊自殺についての考え。自分で殺すための計画を立てたり行動を起こしたりすることや、頻繁に死や死について考えること

癌の不安のある喉頭摘出者としての人生の課題は、うつ病に対処することがさらに困難であることを意味します。話すことができなくなったり、話すことが困難になったりすると、感情を表現することが難しくなり、孤立する可能性があります。多くの場合、外科的医療はこのような問題に対処するには不十分です。喉摘者後の精神的健康をより強調する必要があります。

うつ病に対処し、それを克服することは、患者の健康のためだけでなく、回復を促進し、生存と最終的な治癒の機会を増やすためにも非常に重要です。心と体のつながりの科学的証拠が増えています。これらのつながりの多くはまだ理解されていませんが、やる気のある個人がより良くなり、前向きな態度を示すために、深刻な病気からより早く回復し、より長く生き、時には大きな確率（オッズ）で生き延びます。

自殺念慮を経験した個人は、ソーシャルワーカー、心理学者、精神科医などのメンタルヘルス専門家に助けを求めることをお勧めします。彼らは、National Suicide Prevention Lifeline（1-800-273-8255）に電話して、すぐに援助を得ることができます。

うつ病の克服

うまくいけば、特に COVID パンデミックの間に、うつ病と戦うための力を見つけることができます。

喉摘者患者と頭頸部癌患者がうつ病を克服する方法には、次のようなものがあります。

* 薬物乱用を避ける

* 医師、看護師、または快適に感じている医療チームのメンバーに助けを求める

（* 医学的原因（甲状腺機能低下症、薬物療法の副作用など）を除外する

* プロアクティブ（積極的）になることを決定する

* ストレスを最小限に抑える

* 他の人のために模範を示す

* 前のアクティビティ（活動状況）に戻る

* 心理学者またはソーシャルワーカーと話す

* 抗うつ薬を検討する

* 家族、友人、専門家、同僚、喉摘者仲間、サポートグループからのサポートを求める

これらは、自分の精神を生きかえさせる方法のいくつかです：

* レジャー活動を開発する

* 個人的な関係を築く

＊身体を健康に保ち、活動的になる

＊家族や友人との社会復帰
＊ボランティア

＊目的のあるプロジェクトを見つける

＊休憩

家族や友人によるサポートは非常に重要です。他人の生活への継続的な関与と貢献は、活力を与えることができます。子どもや孫の生活を楽しみ、交流し、影響を与えることで力を引き出すことができます。逆境に直面しても諦めないように自分の子供や孫に模範を示すことは、先を見越してうつ病に抵抗する原動力になる可能性があります。]

手術前の好きな活動に参加することは、人生の継続的な目的を提供することができます。地元の喉頭摘出クラブの活動に参加することは、サポート、アドバイス、友情の新たな源となります。

ソーシャルワーカー、心理学者、精神科医などのメンタルヘルス専門家の助けを求めることも非常に役立ちます。（しかしながら）これは、パンデミック中はさらに困難になる可能性があることがあり、遠隔医療の利用が役立つ場合があります。うつ病には多くの治療オプションがあります。これらには、心理療法、薬物療法、経頭蓋磁気刺激が含まれます。思いやりと継続的なフォローアップを提供できる有能な医師と言語および言語病理学者は非常に重要です。彼らの関与は、患者が新たに発生する医学的問題や言語問題に対処するのに役立ち、幸福感に貢献することができます。

自殺念慮を経験した個人は、ソーシャルワーカー、心理学者、精神科医などのメンタルヘルス専門家に助けを求めることをお勧めします。彼らは、National Suicide Prevention Lifeline（1-800-273-8255）に電話して、すぐに援助を得ることができます。

喉摘者が COVID -19 検疫に対処する方法

COVID -19 による強制検疫は、喉頭摘出者にとって困難な場合があります。彼らのコミュニケーションの困難は彼らの社会的孤立を増大させ、医学的および心理学的問題につながる可能性があります。

精神的脆弱性を改善するための措置を講じることに加えて（例：ルーチンの開発、読書、映画の視聴、散歩、運動、新しいスキルの習得）、

喉摘者は以下のことを検討する必要があります：

*電話で話すことにより、家族、友人、サポートグループと通信する。そして　コンピューター、タブレット、スマートフォンを使用したメールやテキストメッセージ。ビデオ通信（Skype、FaceTime、Zoom など）を可能にするいくつかのアプリケーションがあります。通信方式を使用する場合の音声の音量と品質は、ハンドヘルドマイクを使用して、ラップトップ、iPad、または iPhone の近くに置くことで改善できます（図 11）。サポートグループがこれらの方法のいくつかを使用して会議を続けると役立つでしょう。

*シャント発声法を使用している人は、漏れているボイスプロステーシス（器具）を差し込む必要がある場合に備えて、他の話し方（食道音声、電気喉頭、手話など）でコミュニケーションする方法を学ぶことができます。

*医学的、歯科的、精神的な問題を無視しない。 医師、歯科医、メンタルヘルス提供者、言語および言語病理学者からのケアを受け続ける。 それらへの物理的なアクセスが制限されている場合は、遠隔医療を使用してそれらに連絡してください。

*話し、気道を気遣うために必要な十分な物資を持っている（例、ベースプレート、HME、生理食塩錠）。

（　本　文　に　文　の　ダ　ブ　り　が　あ　る　の　で　省　略　）

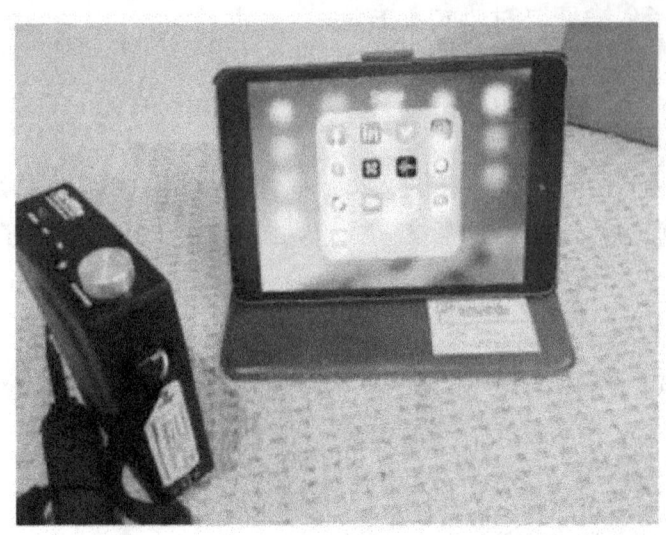

Picture 11: Placing the voice amplifier near the iPad increases voice volume

COVID-19 パンデミックの間に外に出る。喉摘者は何をすべきですか？

喉摘者は、COVID-19 の大流行中に家を出るときに、社会的および医学的な問題を経験する可能性があります。気管孔呼吸者ではない人は、彼らの病状を理解または認識せず、それらに対して否定的な反応をする可能性があります。喉頭摘出者が咳やくしゃみをしたり、ストーマを人前で世話したりすると、彼らは驚かされるかもしれません。

喉摘者が公共の場で行うことができるいくつかのステップは次のとおりです。

*外出前に生理食塩水を気管に挿入し、分泌物を咳で出すことを含む、ストーマと気管の洗浄

*ストーマとその分泌物を他の人から離れたプライベートな場所（バスルーム（トイレ）、別の部屋など）でケアする

*咳やくしゃみをするときはいつでも、ストーマを（ナプキン、布、または肘で）覆い

ます。好ましくは、これは他の人から離れて行いす。喉摘者が COVID-19 などの呼吸器ウイルスを運ぶときに、ストーマが強く咳をすると、小滴が大量に発生し、それが拡散して他の人に感染する可能性があります

＊他の人から少なくとも6フィート（2メートル）の距離を保つ

＊便利なルーチンは、利き手ではない手を使ってストーマに触れ、利き手で他の活動（ドアのハンドルに触れるなど）をすることです。

＊口と鼻の上にサージカルマスクまたは衣服（さらにストーマの上に別のマスク）を着用します。これは、喉頭摘出患者が感染するのを防ぐために行われます。口にマスクをかけて人前での鼻は喉摘者が他から目立つことを防ぎます。ストーマと顔にマスクを着用することは、喉摘者が汚れた手でこれらの場所に触れることを防ぐのにも役立ちます。

ステイホームやその他の制限が（米国では）解除されているので、喉頭摘出者が予防措置を継続して観察することは賢明でしょう。 COVID-19 感染の管理におけるより多くの臨床経験が得られ、新しい薬やワクチンが利用可能になるにつれて、感染することの結果は危険が少なくなる可能性があります。

第3章：コロナ（COVID-19）パンデミック時のボイスプロステーシスの漏出または移動への対処方法

_____

コロナ（COVID-19）パンデミック時のボイスプロステーシスの漏出または移動への対処

コロナ（COVID-19）のパンデミックは、喉頭摘出者とその医療提供者に多くの課題を提示します。外来サービスとボイスプロステーシスの可用性が低下または減少しているため、気管食道音声を使用している人は、補綴を通してまたはその周囲に漏れがあるため、臨床医が変更した（留置）プロステーシスを交換する際に問題が発生する場合があります。ボイスプロステーシスの周囲またはその周囲に漏れがある患者は、肺炎を含む後遺症の可能性がある誤嚥。これは、患者が COVID-19 に感染すると壊滅的な結果をもたらす可能性があります。

これらの課題に対処する方法の提案が含まれています。

* 可能であれば、患者が変更したボイスプロステーシスを使用するように切り替えます（非留置）。

* クリーニングブラシとフラッシングバルブを使用してボイスプロステーシスを清潔に保ち、カンジダバイオフィルム（生物膜）の蓄積を防ぐことにより、現在のボイスプロステーシスの寿命を延ばします（以下を参照）。

ボイスプロステーシスの漏れが発生した場合：

* 「喉摘者のためのガイドブック」（45～51 ページ）または http://dribrook.blogspot.com/p/tracheoesophageal-voice-prosthesis-tep.html で提案されているように、洗浄してブラッシングすることで漏れを止めよう

*液体を消費するか、永久に液体を残し、代わりに適切なプラグ（図 12）をプロステーシスに挿入して漏れを止め、別の発声方法（食道音声、電気喉頭など）に切り替えます。

*ボイスプロステーシスを介して、またはボイスプロステーシスの周囲に、一般的に漏れない粘性のある液体（ヨーグルト、ゼリー、スープ、オートミールなど）を消費する

*横になっている間、強い努力なしに少量の液体を飲み、食品のように液体を飲み込みます。液体が飲み込まれるたびに数語話すと、液体が気管に漏れるのを軽減または防止できます

*プロステーシスが誤って取り外されたり、取り外されたりした場合（吸引されていない場合）、12 Fr / 16 インチの赤いゴム製カテーテル（図 13）または穿刺拡張器を気管食道穿刺（シャント）に挿入して、ボイスプロステーシスが交換されるまでその閉鎖を防ぐことができます。ゴム製カテーテルを使用する利点は、プロステーシスの交換が可能になるまで、赤いゴム製カテーテルが栄養の代替手段として機能できることです。

取り外されたボイスプロステーシスの誤嚥が発生した場合、喉摘者は緊急の治療を必要とする可能性があるため、すぐに医療を依頼する必要があります。

ガイダンスについて、およびボイスプロステーシスの漏れが発生したときに、自分のスピーチおよび言語の病理学者および/または医師に連絡することは役に立ちます。

ボイスプロステーシスの漏れを防止および処理する方法の詳細については、以下のセクションを参照してください。「喉摘者のためのガイドブック」 http://goo.gl/z8RxEt および My Voice の Web サイト（ http://dribrook.blogspot.com/p/tracheo-esophageal-voice-prosthesistep.html）でも情報を入手できます。

ボイスプロステーシスが漏れた場合の対処法を説明したビデオをご覧ください： Https://www.youtube.com/watchv=w0K98HtE308&feature=youtu.be

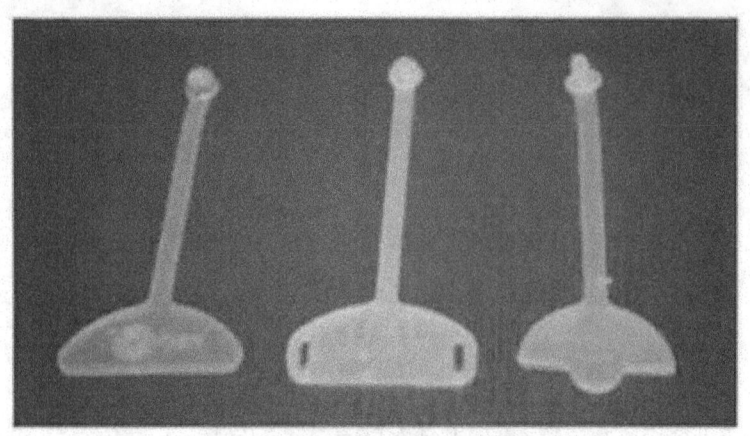

Picture 12: Voice prosthesis plugs

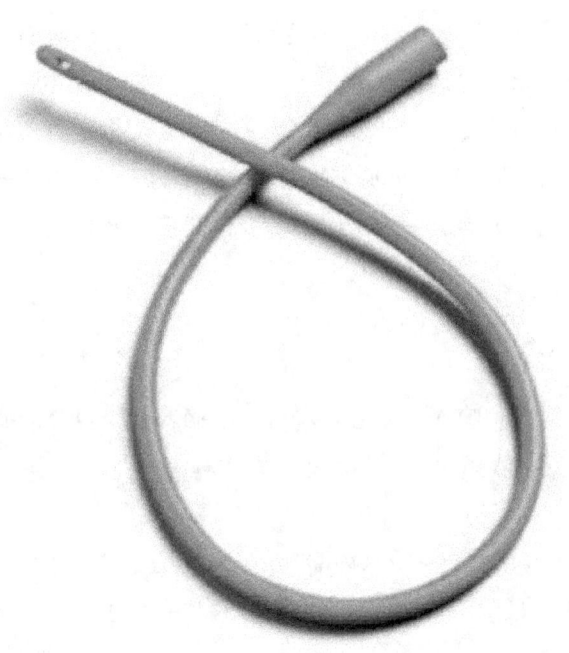

Picture 13: Red Catheter

ボイスプロステーシスの洗浄と漏れの防止

ボイスプロステーシスを適切な機能と耐久性を確保するために清潔に保つことは非常に重要です。適切に清掃されていないと、プロステーシスが漏れ、話す能力が損なわれる可能性があります。 または弱体化。ボイスプロステーシスの内部空間（ルーメン）は、少なくと

も1日2回（朝と夕方）に掃除することをお勧めします。時間があるので、食べた後に洗うことが望ましいです。食べ物や粘液が閉じ込められる可能性があるとき。時々、粘液は、（朝起きたときまたは食事後に）プロステーシスをふさぎ、話す能力を妨げます。粘着性のある食品を食べた後や、声が弱いときは、掃除が特に役立ちます。

プロステーシスの洗浄には、プロステーシスの洗浄ブラシとフラッシングバルブが使用されます。

漏れの防止とメンテナンス

漏れの防止とメンテナンスのガイドラインは次のとおりです。

* メーカー提供のブラシ（図14）を使用する前に、お湯に浸し、数秒間そのままにしておきます。

* 最初に、プロステーシスの周囲の粘液は、ピンセットを使用して、できれば丸みのある先端で洗浄する必要があります。その後、メーカー提供のブラシをプロステーシスに挿入し（深すぎない）、数回前後に回します。ブラシは、毎回の洗浄後に温水で十分に洗浄する必要があります。次に、メーカーが提供する電球を使用して、プロステーシスを温水（温水ではない）で2回フラッシュします。

* ブラシを取り出し、お湯で洗い、ブラシから材料が出なくなるまで2〜3回プロセスを繰り返します。プロステーシスを再びブラッシングする前に、ブラシが熱くならないようになるまで待ちます。過度の熱で食道を傷つけないように、それをボイスプロステーシスの内側弁を超えて挿入しないように注意してください。

* 温かい（熱くない！）飲料水を使用して、製造元から提供された電球（図15）を使用してボイスプロステーシスを2回洗浄します。食道への損傷を避けるために、最初に水を飲み、水温が高すぎないことを確認してください。開口部を完全に密閉するためにわずかな圧力を加えながら、プロステーシスの開口部に導入します。バルブの先端を置く角度は個人差があります。　（SLPは、最適な角度を選択する方法の指示を提供できます。）あまりにも多くの圧力を使用すると、気管への水の飛散。水による

洗浄に問題がある場合は、空気を使用して洗浄することもできます。

＊酵母と細菌によるバイオフィルム（生物膜）の形成を防止します（以下を参照）

温かい水は、乾燥した分泌物と粘液を溶解し、おそらくプロステーシス上に形成された酵母コロニーの一部を洗い流す（または殺す）ため、プロステーシスのクレンジングにおいて室温の水よりも機能します。

各ボイスプロステーシスブラシとフラッシングバルブの製造元は、それらを清掃する方法と廃棄する必要がある場合の指示を提供しています。ブラシは、糸が曲がったり磨耗したりしたときに交換する必要があります。

プロステーシスブラシとフラッシングバルブは、可能な場合は温水で洗浄し、使用後は石けんとタオルで乾かしてください。それらを清潔に保つ 1 つの方法は、清潔なタオルの上に置いて、毎日数時間日光に当てることです。これは、太陽の紫外線の抗菌力を利用して、細菌や真菌の数を減らします。

2〜3 cc の滅菌生理食塩水（図 16）を少なくとも 1 日に 2 回（空気が乾燥している場合はさらに）気管に入れ、HME を 24 時間年中無休で使用し、加湿器を使用すると、粘液を湿らせてボイスプロステーシスの詰まりを減らすことができます。

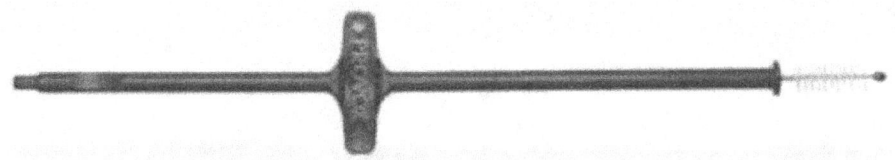

Picture 14: A voice prosthesis cleaning brush (Atos Medical)

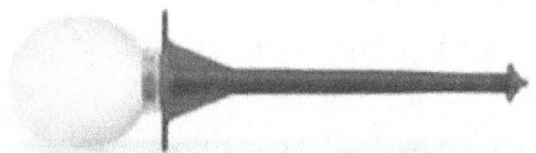

Picture 15: A voice prosthesis flushing bulb (Atos Medical)

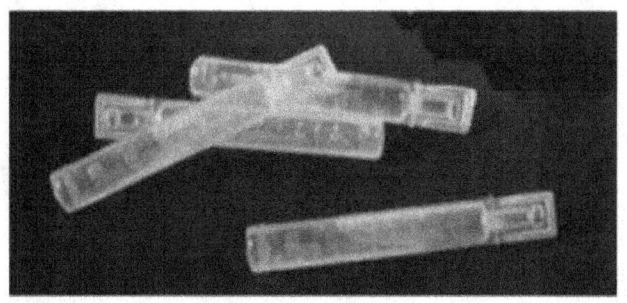

Picture 16: A sterile saline vial for respiratory tract use ("Saline bullet")

イーストとバクテリアのバイオフィルム（生物膜）がボイスプロステーシスで成

長するのを防ぐ

ボイスプロステーシスのバイオフィルム（表面に付着する微生物の薄い、ぬるぬるしたフィルム）の形での酵母とバクテリアの異常増殖は、プロステーシスが漏れて故障する原因の１つです。それにもかかわらず、新たに設置されたボイスプロステーシスで酵母と細菌が成長し、その弁が完全に閉じるのを妨げるバイオフィルムを形成するまでには時間がかかります。したがって、ボイスプロステーシスを取り付けた直後の障害は、酵母の増殖が原因である可能性は低いです。弁にバイオフィルムを形成すると、空気の流れの抵抗が増加し、話すことが難しくなる場合があります。

酵母の存在は、障害のあるボイスプロステーシスを変更する人が確立する必要があります。これは、弁の閉鎖を妨げる典型的な酵母（カンジダ）コロニーを観察し、可能であれば、真菌培養のためにボイスプロステーシスから検体を送ることにより、弁を閉じます。

抗真菌剤のミコスタチンとクロトリマゾール（Mycelex）のトローチは、イースト菌によるボイスプロステーシスの失敗（ふさがり）を防ぐために使用できます。それらは、懸濁液または錠剤（Mycostain）およびトローチ（Mycelex）の形の処方箋で入手できます。ミコスタチン錠剤は粉砕して水に溶かすことができます。カンジダの成長を阻害することが知られているアップルサイダー酢がうがいをするために使用され、ボイスプロステーシスの酵母の成長を防ぐために飲み込まれることができるという逸話的な情報があります。

イーストがボイスプロステーシスの失敗の原因であると想定しているという理由だけで、抗真菌療法（たとえば、ミコスタチン）を自動的に投与することは、証明がなければ不適切な場合があります。それは高価であり、酵母が薬剤に対して耐性を発達させる可能性があり、不必要な副作用を引き起こす可能性があります。

ただし、このルールには例外があります。これらには、糖尿病患者への予防的抗真菌剤の投与が含まれます。抗生物質;化学療法またはステロイド;を受けている人そして酵母のコロニー形成（コーティングされた舌など）の明らかな人。

イーストが声の義足で成長するのを防ぐのに役立ついくつかの方法があります：

＊食べ物や飲み物の砂糖の消費を減らし、砂糖の多い食べ物や飲み物を食べた後は歯をよく磨いてください。

＊毎食後、特に就寝前に歯をよく磨きます。

＊義歯を毎日掃除してください。

★糖尿病患者は適切な血糖値を維持する必要があります。

＊抗生物質とコルチコステロイドは、必要な場合にのみ服用してください。

＊抗真菌剤の経口懸濁液を使用した後、30 分間待って効果を発揮させ、歯を磨きます。
これは、これらの懸濁液の一部に砂糖が含まれているためです。

＊プロステーシスブラシを少量のミコスタチン懸濁液または酢に浸し、寝る前に内部
の音声補綴にブラシをかけます。　（自家製の懸濁液は、4 分の 1 のミコスタチンタ
ブレットを 3〜5 cc の水に溶かすことで作成できます）。これにより、ボイスプロス
テーシス内のサスペンションの一部が残ります。未使用の懸濁液は廃棄する必要が
あります。気管への滴下を防ぐためにプロステーシスにミコスタチンや酢を入れす
ぎないでください。サスペンションを配置した後に数言話すと、ボイスプロステーシ
スの内側に向かって押し出されます。

＊アクティブカルチャーヨーグルトやプロバイオティクス製剤を食べて、プロバイオ
ティクスを消費します。

＊酵母（白いプラーク）でコーティングされている場合は、舌を優しくブラッシングし
ます。

＊イースト菌の問題が解決したら、歯ブラシを交換して、イースト菌の再コロニー化を
防ぎます。

＊プロステーシスブラシを清潔に保ちます

第 4 章：COVID-19 パンデミック中の粘液、呼吸ケア、およびフィットネス

粘液の生成と空気湿度の増加

喉摘者になる前に、吸入された空気は体温まで暖められ、加湿され、呼吸器系の上部の濾過能力によって、有機物やダスト粒子が取り除かれます。これらの機能は喉摘者後には発生しないため、以前に呼吸器系の上部によって提供されていた失われた機能を回復することが重要です。これらの実践は、COVID-19 パンデミックの間も継続されるべきです。

吸入された空気の湿度が低すぎる場合、気管が乾燥し、ひび割れ、出血を引き起こす可能性があります。出血が著しい場合、または湿度の上昇に反応しない場合は、医師に相談してください。さらに、粘液の量や色が気になる場合は、医師に連絡してください。

粘液の気管の乾燥、刺激および過剰生成は、粘液栓の発生につながる可能性があります。これらのプラグ（栓）は、気道閉塞を引き起こし、肺のセクションの虚脱（無気肺）を引き起こす可能性があります。炎症を起こした気管は、COVID-19 や他の気道ウイルスに感染しやすくなる可能性があります。

よりよい加湿とより健康な粘液生成を達成するためのステップには、以下が含まれます：

* 人工鼻（HME）フィルターを 24 時間年中無休で着用し、気管の水分をより高く保ち、気管と肺の内部の熱を保持します。

* ストーマカバー（またはよだれ掛け）を湿らせて、湿気を吸い込みます（ストーマカバーを着用している場合）。 HME ほど効果的ではありませんが、泡フィルターまたはストーマカバーをきれいな淡水で湿らせると、加湿の増加に役立ちます。

*十分な水分を保つのに十分な水分を飲む

*3～5 cc の生理食塩水（できれば生理食塩錠を使用）をストーマに１日３～5 回挿入
　する

*家の中で加湿器を使用して約 40-50％の湿度を達成し、湿度計で湿度を監視します。
　これは、エアコンが使用される夏と暖房が使用される冬の両方で重要です

*噴霧ボトルを１日２回使用する

*熱湯またはホットシャワーによって生成される呼吸蒸気

これらの状態の治療に関する詳細は、「喉摘者のためのガイドブック」http://bit.ly/38BJUnt
および https://dribrook.blogspot.com/p/mucous-and-airwaycare.html で入手できます。

呼吸リハビリテーション

喉頭切除後、吸入された空気は呼吸器の上部を迂回し、ストーマから直接気管と肺に入りま
す。この変化は、呼吸に必要な努力と潜在的な肺機能に影響を与えます。これには調整と再
トレーニングが必要です。空気が鼻と口を迂回するときの気流抵抗が少ないため、喉摘者患
者にとって実際の呼吸はより簡単です。肺に空気を入れる方が簡単なので、喉摘者は以前ほ
ど完全に肺を膨らませたり収縮させたりする必要がなくなります。したがって、喉摘者が肺
容量と呼吸能力の低下を発症するのはよくあることです。これは最終的に肺の下葉の基部
の一部の崩壊につながる可能性があります（無気肺）。肺の一部の無気肺は、呼吸器ウイル
ス感染を獲得するリスクを高め、患者を適切に換気することをより困難にする可能性があ
ります。

喉摘者が利用できる肺容量を維持および増加させるためのいくつかの方法があります。

*人工鼻フィルター（HME）を使用すると、空気交換に対する抵抗が生じます。　これ
　により、個人は必要な量の酸素を得るために肺を完全に膨らませるようになります。

＊呼吸器専門医の医学的監督および指導の下での定期的な呼吸訓練。 これにより、肺が完全に膨らみ、個人の心臓および呼吸能力が向上します。呼吸能力を改善する１つの方法は、修正されたインセンティブスパイロメーター（指定された範囲にボールを上昇させるデバイス）を使用することです。目盛（サイディングポインタ）で進捗をマークできます。（写真 17）マウスピースをストーマの上にフィットする大口径哺乳瓶の乳首と交換することにより、喉摘者用に肺活量計を変更できます。 肺を拡張する別の方法は、2〜3 回の深呼吸を行い、ホールドして、ゆっくりと空気を排出することです。

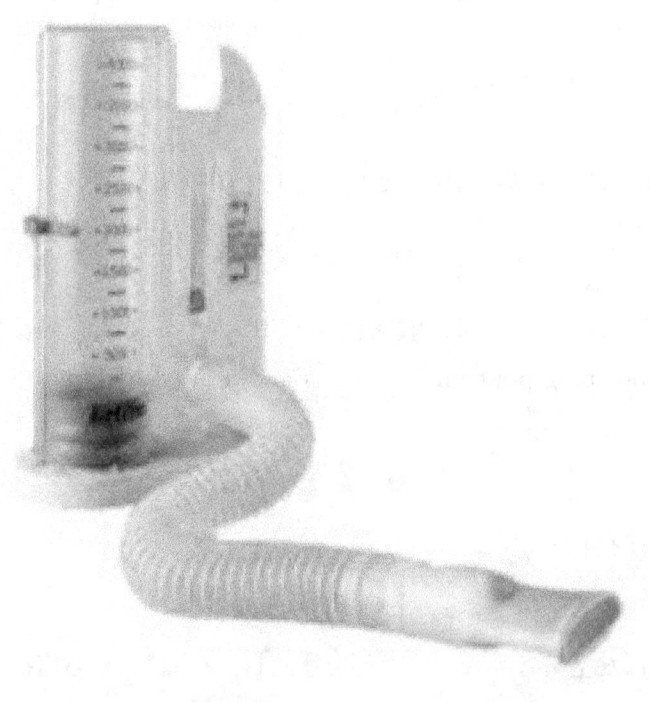

Picture 17: Incentive spirometer

＊横隔膜呼吸を使用する。 この呼吸法により、肺活量をより有効に活用できます。 この呼吸法は、休憩または運動（ウォーキング、サイクリングなど）の際に使用できます。 （下記参照）

これらの状態の治療に関する詳細情報は、「喉摘者のためのガイドブック」http：//bit.ly/38BJUnt および https://dribrook.blogspot.com/p/mucous-and-airwaycare.html で入手できます。

COVID-19 パンデミックの間、健康を保ち、適切な栄養を摂る

COVID-19 パンデミックの最中に健康を維持し、運動することは困難な場合があります。人々が孤立となりソーシャルディスタンスを隔てているため、多くのジムが閉鎖されています。同時に、喉摘者は、精神的および肉体的な健康の両方のために、運動し、可能な限り活動的な状態を保つことよりも重要です。フィットネスエクササイズやエアロバイクに乗ることは自宅で行うことができ、健康を維持するための優れたモードを提供します。社交的な距離を保ち、防護マスクと HME を着用しながら外で散歩することは役に立ちます。

バランスのとれた食事をする人は、免疫力が強いほど健康的であり、慢性疾患や感染症のリスクが低くなります。適切な食事をとることは非常に重要であり、嚥下が困難な喉摘者にとっては困難な場合があります。　（詳しくは https://dribrook.blogspot.com/p/eating-and-swallowing-issues.html をご覧ください）COVID-19 の発生中の適切な栄養と水分補給は、世界保健機関（WHO）（http：//www.emro.who.int/nutrition/nutrition-infocus/nutrition-advice-for-adults-duringthe-covid-19-outbreak.html）よると不可欠です。大人のための彼らの栄養アドバイスは、体に必要なビタミン、ミネラル、食物繊維、タンパク質、抗酸化物質を得るために毎日様々な新鮮な未加工食品を食べることです。十分な水を飲むことも重要です。　WHO は、過体重、肥満、心臓病、脳卒中、糖尿病、特定の種類の癌のリスクを大幅に下げるために、砂糖、脂肪、塩を避けることを推奨しています。

第 5 章：線維症とリンパ浮腫の治療と食道拡張の対処

COVID-19 パンデミック時の線維症とリンパ浮腫の治療

頭頸部がんの放射線治療および/または手術を受けた個人が、放射線照射後の頸部および顔面の線維症およびリンパ節炎の治療を継続することが重要です。

理学療法士やリンパ浮腫の専門医へのアクセスが限られているか休んでいる可能性があるため、COVID-19 の大流行時にはこれは困難な場合があります。一部のセラピストは、遠隔医療を使用して治療を提供しています。ほとんどのセラピストは、患者が自宅で治療法とエクササイズを使い続けることを奨励しています。

自宅で行うことができ、顎のカール、頭の回転、肩をすくめる、肩の円などの運動による首の筋肉のストレッチを含む、線維症の治療。運動は首の締め付けを減らし、首の動きの範囲を広げます。首の可動性を維持するには、これらのエクササイズを一生行う必要があります。

自宅で行うことができるリンパ浮腫の治療には、手動のリンパ排出、圧迫包帯と衣類、矯正運動、スキンケアなどがあります。セラピストに相談して、従うべき適切な治療法について尋ねることが最善です。

これらの状態の治療に関する詳細情報は、「喉摘者のためのガイドブック」http：//bit.ly/38BJUnt および https://dribrook.blogspot.com/p/lymphedema-and-neckswelling.html （リンパ浮腫の場合）で入手できます。 ：//dribrook.blogspot.com/p/radiation-side-effects.html（線維症の場合）

COVID-19 パンデミック時の中咽頭または食道狭窄に対処する方法

コロナ（COVID-19）のパンデミックは、頭頸部がん患者とその医療提供者に多くの課題をもたらします。外来サービスの減少または減少のため、食道狭窄に対する新咽頭および/または食道拡張の利用可能性は利用できないかもしれません。

これらの課題に対処する方法の提案が含まれています。

　　*自己拡張デバイスを使用して自宅で拡張を実行する

　　*狭窄を解消する治療（すなわち、ステント、レーザー治療）の検討

　　*一時的に食事をソフトまたは液体に変更する

　　*供給のための胃管の使用

ガイダンスについては、自分のスピーチおよび言語の病理学者や医師に連絡することが役立ちます。多くの機関は、十分なカロリーと液体を消費することができない人々に拡張を行います。

これらの状態の治療に関する詳細情報は、「喉摘者のためのガイドブック」http：//bit.ly/38BJUnt および https://dribrook.blogspot.com/p/eating-and-swallowingissues.htm で入手できます。

第6章：入院

病院への入院は、喉摘者の準備を必要とします。これは、彼らの物資に対する特別なニーズとコミュニケーションの困難さのためです。緊急の場合のため事前に準備しておくことをお勧めします。

病院に行くときに必要な情報と資料を含むキットを準備する

喉摘者患者は、病院または他の医療施設で緊急医療および非緊急医療を受ける必要がある場合があります。 医療関係者とのコミュニケーションや情報の提供が難しいため、特に苦痛のときに、この情報を含むフォルダーを用意すると役立ちます。 さらに、ストーマとのコミュニケーションとケアの能力を維持するために必要なアイテムと消耗品を含むキット（写真 18）を携帯すると便利です。 キットは、緊急時に簡単にアクセスできる場所に保管してください。

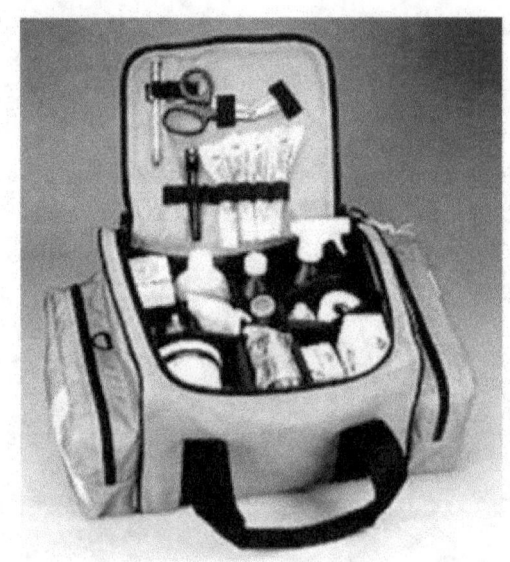

Picture 18: Emergency kit

キットには次のものが含まれている必要があります。

*病歴、手術歴、アレルギー、診断の最新の要約

*服用した薬とすべての手順の結果の最新リスト、および放射線検査、スキャン、検査
室検査の結果。これらは、ディスクまたは USB フラッシュドライブに用意できます。

*連絡先情報と医療保険の証明

*喉摘者医の医師、言語および言語病理学者、家族および友人の情報（電話、電子メー
ル、住所）

*喉摘者の上気道の解剖学を説明する首の側面の図または図、および関連する場合は
ボイスプロステーシスが配置されている場所

*紙パッドとペン

*予備のバッテリーを備えた電気喉頭（ボイスプロステーシスを使用している場合で
も）

*紙ティッシュの箱

*生理食塩錠、HME フィルター、HME ハウジングの供給、およびそれらを適用およ
び除去するために必要な供給（アルコール、削除、スキンタグ、接着剤など）および
ボイスプロステーシスの洗浄（ブラシ、フラッシングバルブ）

*ピンセット、ミラー、フラッシュライト（予備のバッテリー付き）

緊急または定期的なケアを求めるときにこれらのアイテムを用意しておくことは非常に重
要です。喉摘者を気管孔呼吸者として識別するブレスレットまたはリストバンドを着用す
ることも重要です。（写真 19）。

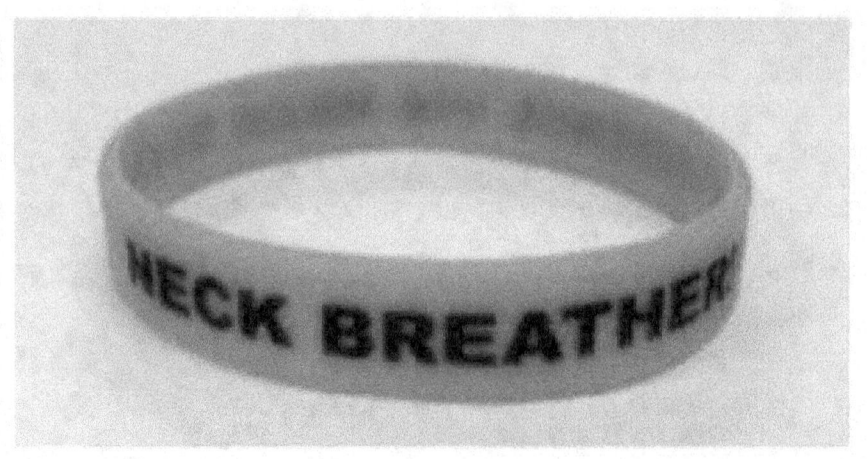

Picture 19: Neck breather's wristband

喉摘者を含む気管孔呼吸者の入院中の適切なケアの確保

気管孔呼吸者は入院時に不十分なケアを受けるリスクが高いです。医療スタッフは自分の状態に気づいていないことが多く、気道のケア方法がわからず、コミュニケーション方法もわからない場合があります。

COVID-19 のパンデミックにより、病院スタッフの作業負荷が増大し、喉頭摘出者の特別なニーズに注意を払うことが困難になる可能性があります。ほとんどの病院では患者の同伴者の存在を制限または禁止しているため、喉摘者医がスタッフとコミュニケーションを取るのがより困難になります。

したがって、ケアが適切であることを確認するために、特定の手順を実行することが重要です。

1.喉摘者患者の一般的および具体的なニーズについて、病棟の主任看護師と担当医に知らせます。選択的（予約）入院の場合、入院前にこれを行って、スタッフが準備を整え、適切な備品や機器を入手できるようにすることができます。

2.病棟の主任看護師、主治医、および麻酔科医（鎮静または外科手術を受けている場合）に、麻酔、吸引、換気、挿管の適切な管理方法を思い出させます。 YouTube でビデオを見せてください：https://goo.gl/Unstch ビデオは、アトスメディカルから無料で入手できる DVD でも入手できます。 （写真 20）

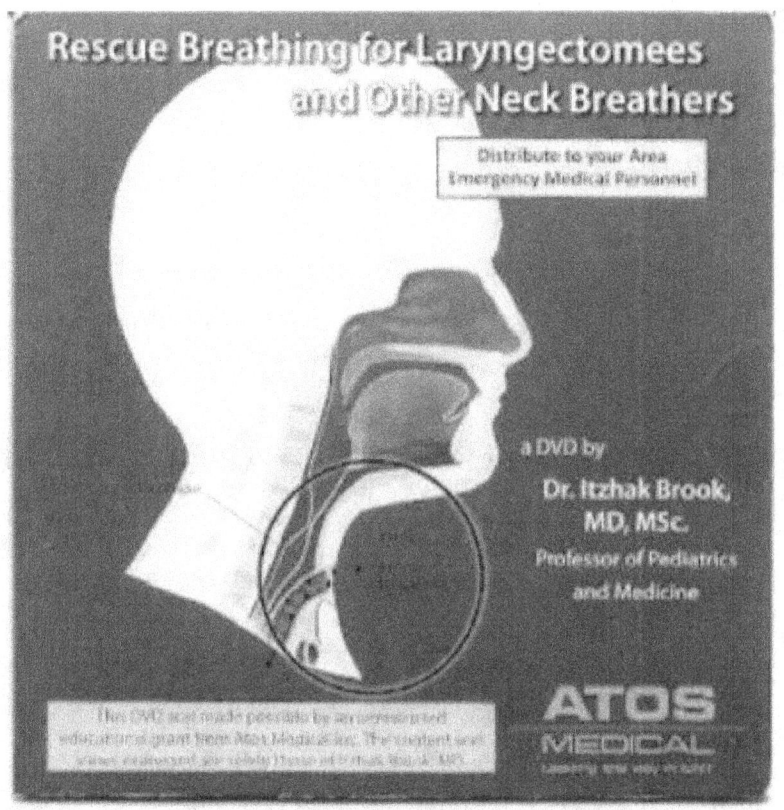

Picture 20: DVD of rescue breathing of laryngectomees

写真２０．喉摘者と気管孔呼吸者のレスキュー呼吸の DVD

3.喉頭摘出者の必要な食品について栄養士に知らせます。

4.通知し、可能であれば、病院のスピーチおよび言語の病理学者に会って、適切なケアと適切な物資の供給を確保します。

5.嚥下困難を経験した喉頭摘出者は、経口投与された薬物が液体または飲みやすい形態で与えられることを要求するべきです。

6.生理食塩錠、加湿器、吸引器など、適切な呼吸管理を確実にするための具体的な消耗品と機器を要求します。

7.喉頭摘出者の世話をするすべてのスタッフに、自分の状態を思い出させる。これは、患者および/または支持者が行うことができます。

8.看医療が適切でない場合、またはエラー（誤診）が発生した場合、看護師長、主治医、および/または病院患者支持団体に知らせます。

9.喉摘者についてスタッフに知らせるサインを患者の部屋に置くように要求します。
（写真 21）

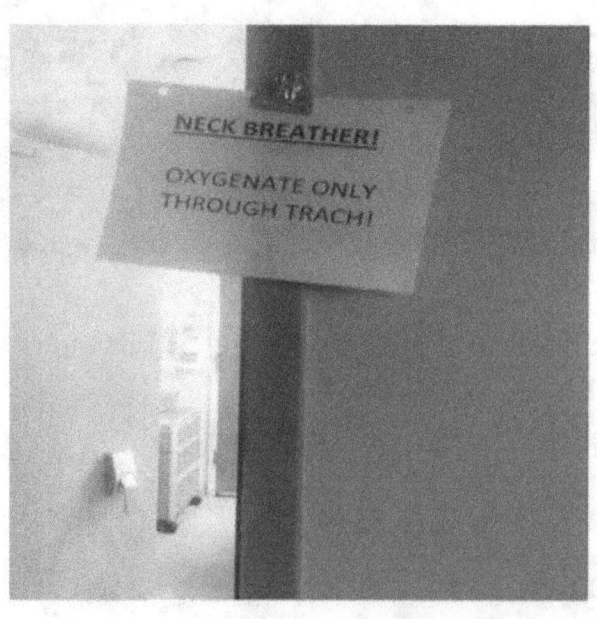

Picture 21: Signs in patient's hospital room informing the staff about the laryngectomee

写真 21：患者の病室にある、喉摘者についてスタッフに知らせるサイン

10.入院患者 ID リストバンドと同じ手に首の気管孔呼吸者として識別できる ID を着用します。　（写真 22）スタッフは患者 ID リストバンドを継続的にチェックする必要があるため、状態を思い出します。

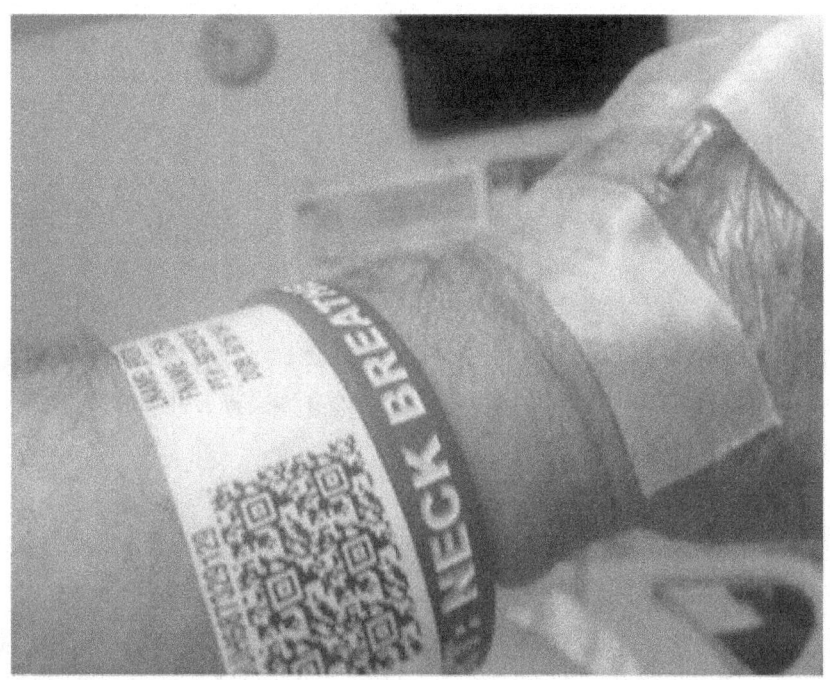

Picture 22: Wearing the hospital patient ID wristband on the same hand
写真 22：片手で入院患者 ID リストバンドを着用

11.喉摘者がスタッフとコミュニケーションできることを確認してください。シャント発声をを使用する人は、電気喉頭などの代替スピーチ方法を使用したり、ライティングおよびスピーチ生成デバイス（ラップトップ、スマートフォンなど）を介して通信したりする必要がある場合があります。

12.病院に行くときに必要な情報と資料を含むキットを準備する（上記を参照）

第 7 章：COVID-19 パンデミック中の頭頸部がん治療のガイドライン

COVID-19 パンデミック中の頭頸部がんのケア

JAMA 耳鼻咽喉科-頭頸部外科の Dr. Givi と彼の同僚が発表した特別な記事では、コロナウイルス（COVID-19）のパンデミック時における頭頸部の身体検査と外科的および非外科的手順のガイドラインが示されました。

COVID-19 が疑われるまたは確認された患者では頭頸部検査が高リスクであると考えられているため、著者は文献のレビューと COVID-19 パンデミック時の安全手順の直接知識を持つ医師とのコミュニケーションに基づいて、医療従事者向けの推奨事項を作成しました。

ガイドラインによると、

1. 緊急でない予定は、患者または医療従事者の感染を制限するために延期する必要があります。これには、良性疾患の患者や、頭頸部癌の治療後に定期的な監視を受けている患者の予約の延期が含まれる場合があります。

2. 再発や未解決の問題を示す可能性のある新しい兆候や症状、COVID-19 を示唆する症状について、患者に電話で問い合わせる必要があります。

3. 検査をしないと重大な否定的結果のリスクがある人に直接（対面）診察を提供する必要がある

4. 患者との関係を維持し、対面検査なしで行える評価をサポートします。電話、ビデオ、または遠隔医療の訪問の使用を検討する必要があります

5. 対面検査は、徹底した頭頸部検査が必要な患者に限定する必要があります（例：術後の通院、気管食道のプロステーシスの合併症、がんの再発に関する症状など）。詳細なガイドラインは、身体検査と関連する手順のために提供されています

慎重に計画された手順と手順に従うことにより、適切なケアを提供できるようになり、医療提供者と患者の安全と健康の保護に役立つことが期待されます。

ガイドラインを読むには、このリンクをクリックしてください。
https://jamanetwork.com/journals/jamaotolaryngology/fullarticle/2764032

ヘネシー等は喉頭全摘術患者の管理における特別な考慮事項とベストプラクティスの推奨事項を示しています。また、喉摘者患者に対する推奨事項や、地域社会での曝露を最小限に抑える方法についても説明しています。

https://authorea.com/users/5588/articles/440471-a-commentary-on-the-management-of-total-laryngectomy-patients?commit=79a4762517151daa75e748822146d03e37328943

第8章：家をコロナウイルス耐性にする

家をコロナウイルス耐性にする方法

COVID-19 の大流行時には、できるだけ家にいることをお勧めします。ただし、ある時点で、食料品店や薬局への旅行が必要になります。

COVID-19 の推奨事項は変更される可能性があるため、最新の情報を得るために地域の保健局と疾病対策センター（CDC）を監視することが重要です。

1人の人を世帯用のランナーに指定して、外部被ばくを制限することをお勧めします。家の外のエリア、または人の行き来の少ない部屋の中に消毒ステーションを設置し、そこに人が消毒したり、包装された食品を残したりすることが役立つ場合があります。

家の外にいる間：

   ＊他の人の6フィート（2メートル）以内に来ることを避ける

   ＊ショッピング中のカートまたはバスケットのハンドルの拭き取り

   ＊特に他の人の近くでは常にマスクを着用する

   ＊手袋を着用する必要はありません。ただし、外出中に頻繁に手を洗い、顔に触れないようにすることが重要です。

家に帰るとき

＊石鹸と水で 20 秒間手を洗う

＊消毒ステーションでテイクアウトボックスとパッケージされた食品を消毒する

＊農産物をキッチンに入れる前に、徹底的に洗います。

消毒

＊触れたものすべてを消毒します-ドアノブ、ライトスイッチ、キー、電話、キーボード、リモコンなど。

＊EPA 承認の消毒剤（これらには Clorox 消毒ワイプ（漂白剤のブランド名）と特定の Lysol スプレー（クレゾールのブランド名）が含まれます）を使用し、表面を 3〜5 分間湿らせます

配達

＊玄関先または指定された場所で配達を降ろすよう配送者に依頼する
＊ドアのところまで来る必要がある場合、6 フィートの距離を保つ

＊可能ならオンラインでの支払いとチップ

＊メールボックスからメールを受け取ったら、手を洗います

★開封する前に、メールと箱を 1〜2 日間保管してください。 これが不可能な場合は、鳥扱い後に手を洗ってください。

ランドリー

＊最も暖かいセッティングで定期的に衣類、タオル、リネンを洗う

＊洗濯物の籠も消毒するか、その中に取り外し可能なライナーを中に入れます

＊airorox 消毒用ワイプと特定のライゾールスプレーにウイルスが分散するのを防ぐために汚れた洗濯物を振らず、表面を 3〜5 分間湿らせておきます。

ゲスト（来客）

＊ソーシャルディスタンスが必要な場合にゲストを許可しない

＊家族や友人を住まわせるときは、できるだけ共有の生活空間を避けます

＊共有の居住スペースに入る必要がある場合、6 フィートの距離を保つ

家の誰かが病気になった場合

＊まず、医師に相談します

＊それらを別の部屋に隔離し、別のトイレを使用するように依頼する

＊頻繁に触れる表面を毎日消毒する

＊アイテムの共有を避ける

＊洗濯物を洗うときは手袋を着用する

＊頻繁に手を洗い続ける

＊フェイスマスクがある場合は、フェイスマスクの着用を依頼する

必要なもの

＊EPA 承認の消毒剤

*消毒剤がない場合は、水 1 クォート（リットル）あたり 4 杯の小さじの漂白剤を混合して漂白液を作ります。または 70%アルコール溶液を使用して

*洗濯洗剤

*ゴミ袋

*処方薬（これらは通信販売が可能）

*缶詰食品—果物、野菜、豆

*ドライグッズ-パン、パスタ、ナッツバター

*冷凍食品—肉、野菜、果物

ペット

*裏庭でペットを監督する

*ペットと一緒に遊んだり歩いたりするときに他の人間から遠ざける

*病気のときに世帯の誰かに世話をするよう依頼する

*病気のときにペットの世話をする必要がある場合は、頻繁に手を洗う

この章は CNN の Scottie Andrew による記事から変更しました

情報源は次のとおりです。

元ボルチモアシティヘルスコミッショナーであり、ワシントンのジョージワシントン大学の救急医兼公衆衛生教授の Leana Wen 博士。

メリーランド州ボルチモアにあるジョンホプキンスベイビューメディカルセンターの内科医であるコシカカサナゴトゥ博士。

ウイルス学者であり、パーデュー炎症研究所、免疫学および感染症研究所のディレクターであり、ジャーナル「ウイルス学」の編集長を務めるウイルス学者、リチャードクーン博士。

疾病管理予防センター。

補遺

有益な資料

* American cancer society information on head and neck cancer at:
http://www.cancer.gov/cancertopics/types/head-and-neck/

* United Kingdom cancer support site on head and neck cancer at:
https://www.macmillan.org.uk/information-and-support/larynx-cancer

* International Association of Laryngectomees at: https://www.theial.com/

* Oral Cancer Foundation at: http://oralcancerfoundation.org/

* Mouth Cancer Foundation at: http://www.mouthcancerfoundation.org/

* Support for People with Oral and Head and Neck Cancer at: http://www.spohnc.org/

* A site that contains useful links for laryngectomees and other head and neck cancer patients at: http://www.bestcancersites.com/laryngeal/

* Laryngectomee Newsletter by Itzhak Brook MD. COVID-19 management in Laryngectomees

* https://laryngectomeenewsletter.blogspot.com/

* Head and Neck Cancer Alliance at: http://www.headandneck.org/

* Head and Neck Cancer Alliance Support Community at:
http://www.inspire.com/groups/head-and-neck-cancer-alliance/

* WebWhispers at: http://www.webwhispers.org/

* Self Help for Laryngectomee book by Edmund Lauder:
https://www.inhealth.com/product_p/ta5000.htm

＊My Voice - Itzhak Brook MD information Website at: http://dribrook.blogspot.com

＊ The Laryngectomee Guide by Itzhak Brook MD. Paperback and Kindle at
http://amzn.to/150n3to   Free   download   at
http://www.entnet.org/content/laryngectomeeguide

＊The Laryngectomee Guide Exapanded Edition, 4th edition. by Itzhak Brook MD,
Paperback and Kindle at https://www.amazon.com/dp/1795508299 Free download at
http://bit.ly/38BJUnt

＊ Brook I. My Voice: A Physician's Personal Experience with Throat Cancer. Createspace,
Charleston SC, 2009. ISBN:1-4392-6386-8 Paperback and Kindle at
http://goo.gl/j3r51V Free download at https://dribrook.blogspot.com/p/my-
voicephysicians-personal-experience.html

Facebook にある喉摘者のグループ

＊ Laryngectomy Support

＊Strictly speaking a laryngectomy

＊Lary's speakeasy throat cancer group

＊ Survivors of head and neck cancer

＊ Throat and oral cancer survivors

＊Head and neck cancer survivors

＊Support for People with Oral and Head and Neck Cancer (SPOHNC)
National Association of Laryngectomy Clubs (NALC)

* Webwhispers Facebook group

* Care givers for laryngectomees

喉摘者のための主な医療サプライヤーリスト

* Atos Medical: http://www.atosmedical.us/

* Bruce Medical Supplies: http://www.brucemedical.com/

* Fahl Medizintechnik: http://www.fahl-medizintechnik.de/

* Griffin Laboratories: http://www.griffinlab.com/

* InHealth Technologies: http://store.inhealth.com/

* Lauder The Electrolarynx Company: http://www.electrolarynx.com/

* Luminaud Inc.: http://www.luminaud.com/

* Romet Electronic larynx: http://www.romet.us/

* Ultravoice: http://www.ultravoice.com/

* Ceredas : http://www.ceredas.com/

著者について

イツァック・ブルック博士は、小児科と感染症を専門とする医師です。彼はジョージタウン大学ワシントン D.C.の小児科教授であり、専門分野は嫌気性および副鼻腔炎を含む頭頸部感染症です。彼は、気道感染症と電離放射線への曝露後の感染症について広範な研究を行ってきました。ブルック博士は米国海軍に 27 年間勤務した。彼は 6 つの医学の教科書、160 の医学の本の章、770 以上の科学出版物の著者です。彼は 3 つの医学雑誌の編集者であり、4 つの医学雑誌の共同編集者です。ブルック博士は、「My Voice 私の声-医師の喉の癌」、「喉摘者のためのガイドブック」、「シナイの砂浜-医師によるヨムキプール戦争の説明」。彼は Head and Neck Cancer Alliance の理事会メンバーです。ブルック博士は、米国耳鼻咽喉科米国頭頸部外科学会による 2012 J.コンリー医学倫理講演会賞を受賞しています。ブルック博士は 2006 年に喉の癌と診断され、2008 年に喉摘者となりました。